70 Potenti Ricette Per Un Aumento Di Peso Veloce:

Questi Pasti Aumenteranno Il Tuo Apporto Calorico Attraverso Piatti Di Grandi Dimensioni E Nutrienti Per Aiutarti A Guadagnare Peso Velocemente E Naturalmente

Di

Joe Correa CSN

DIRITTI D'AUTORE

Questa pubblicazione è stata progettata per fornire informazioni accurate e autorevoli per quanto riguarda la materia disciplinata. Viene venduto con la consapevolezza che né l'autore né l'editore si impegna a fornire consulenza medica. Se è necessario consultare un medico o di assistenza, consultare un medico. Questo libro è considerato una guida e non deve essere usato in alcun modo dannoso per la salute. Consultare un medico prima di iniziare questo piano nutrizionale per assicurarsi che sia giusto per voi.

RINGRAZIAMENTI

Questo libro è dedicato ai miei amici e parenti che hanno avuto malattie lievi o gravi in modo che si può trovare una soluzione e apportare le modifiche necessarie nella vostra vita.

70 Potenti Ricette Per Un Aumento Di Peso Veloce:

Questi Pasti Aumenteranno Il Tuo Apporto Calorico Attraverso Piatti Di Grandi Dimensioni E Nutrienti Per Aiutarti A Guadagnare Peso Velocemente E Naturalmente

Di

Joe Correa CSN

CONTENUTO

AUTORE

Dopo anni di ricerca, sinceramente credo negli effetti positivi che una corretta alimentazione può avere sul corpo e sulla mente. Nel corso degli anni le mie competenze ed esperienze mi hanno aiutato a vivere nel modo sano, che ho condiviso anche con la famiglia e gli amici. Quanto più sapete sul mangiare e bere sano, tanto prima vorrete cambiare le vostre abitudini alimentari e stile di vita.

La nutrizione è la parte essenziale del vivere più a lungo ed essere più sani, per questo cominciate da subito. Il primo passo è anche quello più importante e significativo.

INTRODUZIONE

70 Potenti Ricette Per Un Aumento Di Peso Veloce: Questi Pasti Aumenteranno Il Tuo Apporto Calorico Attraverso Piatti Di Grandi Dimensioni E Nutrienti Per Aiutarti A Guadagnare Peso Velocemente E Naturalmente

Di Joe Correa CSN

Il maggior numero di persone nel mondo occidentale è alle prese con l'obesità che è diventata la principale causa di diverse malattie. Esistono migliaia di diete diverse, integratori, esercizi, e progetti creati per combattere questo problema. Comunque, ci sono delle persone come te, che stanno cercando di aumentare di peso e probabilmente il fatto più frustrante è che le persone semplicemente ignorano questo tipo di problema, credendo che il sovrappeso è l'unico vero problema di peso che esiste.

Essere troppo magri fa male alla vostra salute, proprio come essere in sovrappeso. Alcuni studi dimostrano che sottopeso è associato con il 140% rischio maggiore di morte precoce negli uomini, e il 100% nelle donne. Diversamente dal sottopeso, l'obesità è invece associata con un rischio del 50%. Ora, se facciamo una comparazione di questi numeri, sarà facile capire che essere sottopeso non è qualcosa da prendere con leggerezza. Questa condizione fisica può diventare estremamente pericolosa e deve essere trattata e curata come tutto il resto delle problematiche.

Non importa se la vostra condizione è clinicamente definita come sottopeso, o se voi volete semplicemente mettere i muscoli, il vostro nuovo stile di vita sarà lo stesso. La componente più importante del processo di aumentare di massa è sicuramente una corretta alimentazione. Ora si potrebbe pensare che il modo più semplice per farlo sarebbe quello di aumentare semplicemente il consumo di hamburger e pizza che si mangiate ogni giorno, ma purtroppo, non è questo il caso. Proprio come con l'obesità, aumento di massa richiede alcuni nutrienti sani che il vostro corpo potrà effettivamente utilizzare. Il vostro menù del giorno deve avere una buona quantità di grassi sani, dei buoni carboidrati e le preziose proteine.

I grassi sani come gli acidi grassi omega-3 possono essere trovati nei pesci come il salmone, l'olio di pesce, le olive, l'olio d'oliva, i semi di chia, le noci e gli spinaci. Una porzione di filetto di salmone selvaggio per esempio, è probabilmente il modo migliore per mangiare alcuni grassi buoni e guadagnare un po'di peso controllato. La carne magra, il pesce, il pollame, i legumi e noci dovrebbero essere la vostra prima scelta di proteine. Mangiate almeno tre porzioni di questi alimenti al giorno. Per quanto riguarda i carboidrati, si dovrebbe scegliere la frutta, le verdure e dei cereali integrali. Questa combinazione si è dimostrata valida non solo per darvi un peso ideale, ma anche per migliorare la vostra salute generale in modo sorprendente e gustoso.

Un altro fattore importante è l'esercizio. Praticare moderatamente l'esercizio fisico in combinazione con le sostanze nutritive adeguate, sarà più che sufficiente per creare il tessuto muscolare sano e darvi il peso desiderato.

Avendo in mente quanto difficile può essere un aumento di anche solo un paio di chili, ho creato questo libro di ricette sane che realmente accresceranno il vostro appetito e vi daranno tutti i nutrienti necessari per costruire i muscoli in maniera sano. Avere il corpo che desiderate sarà facile come respirare con queste ricette. Potrai raggiungere il tuo obiettivo in poco tempo.

70 POTENTI RICETTE PER UN AUMENTO DI PESO VELOCE: QUESTI PASTI AUMENTERANNO IL TUO APPORTO CALORICO ATTRAVERSO PIATTI DI GRANDI DIMENSIONI E NUTRIENTI PER AIUTARTI A GUADAGNARE PESO VELOCEMENTE E NATURALMENTE

1. Farina d'Avena all'Arancia

Ingredienti:

1 tazza di fiocchi d'avena

2 cucchiai di noci pecan, tritate

½ tazza di latte di cocco

2 cucchiaini di farina di cocco

1 cucchiaio di burro

1 cucchiaino di sciroppo d'acero

1 cucchiaio di marmellata di arancia

½ arancia grande, tagliuzzata

4 cucchiai di succo d'arancia, spremuta fresca

Preparazione:

Preriscaldare il forno a 150 ° C.

Sciogliere il burro in una padella ad una temperatura medio-alta. Aggiungere lo sciroppo d'acero e la marmellata di arance. Portare ad ebollizione e togliere dal fuoco. Mettere da parte.

In una grande ciotola, unire fiocchi d'avena, noci pecan, e la farina. Aggiungere la miscela fatta in precedenza e mescolate bene per amalgamare.

Stendere l'impasto in una teglia e metterlo nel forno. Cuocere in forno per circa 35-40 minuti, mescolando di tanto in tanto. Togliere dal forno e lasciate raffreddare per 15-20 minuti. Bagnare con il latte, succo d'arancia, e cospargere con le arance tagliuzzate.

Informazioni nutrizionali a porzione: Kcal: 446, Proteine: 7.9g, Carboidrati: 49.5g, Grassi: 25.9g

2. Penne con Gamberetti

Ingredienti:

450g di penne, precotte

450g di gamberetti, sgusciati e puliti

1 tazza di yogurt greco

1 tazza di pomodori, tagliati a dadini

2 cucchiai di concentrato di pomodoro

1 tazza di sedano tritato

1 tazza di cipollotti verdi, tagliuzzati

1 cucchiaino di rosmarino fresco tritato finemente

1 cucchiaio di prezzemolo fresco tritato

½ cucchiaino di sale marino

¼ cucchiaino di pepe nero macinato

Preparazione:

Cuocere la pasta seguendo le istruzioni portate sulla confezione. Togliere dal fuoco e scolare bene. Mettere da parte.

Unire i pomodori, il concentrato di pomodoro, rosmarino, prezzemolo, sale e pepe in una ciotola media. Mescolare bene e mettere da parte.

Mettere i cipollotti verdi e sedano in una grande casseruola antiaderente ad una temperatura medio-alta. Cuocere per circa 2 minuti e aggiungere i gamberetti. Mettere 1 tazza d'acqua e cuocere per 15 minuti, o fino a quando i gamberetti on diventano teneri. Aggiungete la miscela di pomodoro. Cuocere per 3 minuti, o fino a quando si addensa il sugo. Mescolare la pasta e cuocere per 2 minuti, girando continuamente. Togliere dal fuoco e aggiungere lo yogurt. Mescolare bene e servire subito.

Informazioni nutrizionali per porzione: Kcal: 350, Proteine: 29.8g, Carboidrati: 47.9g, Grassi: 3.8g

3.   Southern Chicken

Ingredienti:

450g di petti di pollo, senza pelle e senza osso

4 cucchiai di concentrato di pomodoro

2 cucchiaini di miele

2 spicchi d'aglio, tritati

1 piccola cipolla, tagliata a dadini

1 cucchiaino di salsa Worcestershire

4 cucchiaini di aceto di vino bianco

¼ cucchiaino di peperoncino di Caienna, macinato

¼ cucchiaino di pepe nero macinato

¼ cucchiaino di zenzero, macinato

½ cucchiaino di sale

Preparazione:

Preriscaldare il forno a 180 ° C.

Unire il concentrato di pomodoro, il miele, l'aglio, la cipolla, la salsa Worcestershire, l'aceto, peperoncino di Cayenna, pepe, zenzero e sale in una grande casseruola. Cuocere per

15 minuti, sul fuoco medio alto, mescolando continuamente. Togliere dal fuoco e mettere da parte.

Lavare e asciugare la carne. Posizionare la carne sulla carta da forno e aggiungere circa la metà della salsa precedentemente preparata. È possibile utilizzare un pennellino da cucina, o semplicemente versare sopra. Coprire con la pellicola e mettere nel frigorifero a riposare per almeno 1 ora.

Ora, sostituire la pellicola con un foglio di alluminio e mettere nel forno. Cuocere per 10 minuti su ogni lato. Ridurre il calore a 170 ° C e aggiungere la salsa rimanente. Cuocere in forno per altri 30 minuti.

Togliere dal forno e servire subito.

Informazioni nutrizionali per porzione: Kcal: 336, Proteine: 45.1g, Carboidrati: 11.4g, Grassi: 11.4g

4.   Smoothie Cocco-Cocco

Ingredienti:

1 uovo grande

1 cucchiaio di olio di cocco

1 cucchiaino di semi di chia

¼ di tazza di latte di cocco

½ tazza d'acqua

1 cucchiaino di stevia

1 cucchiaio di cacao grezzo, senza zucchero

½ cucchiaino di estratto di vaniglia, senza zucchero

Preparazione:

Mettere tutti gli ingredienti in un frullatore e mischiare per bene. Servire freddo.

Informazioni nutrizionali per porzione: Kcal: 393, Proteine: 12.7g, Carboidrati: 18.2, Grassi: 41.3g

5.   Pizza con i Peperoni ripieni

Ingredienti:

3 peperoni verdi, grandi

2 grossi pomodori, tagliati grossolanamente

2 cucchiai di salsa di pomodoro, senza zucchero

1 cucchiaino di origano secco

½ cucchiaino di timo

115g di mozzarella a fette

3 cucchiai di parmigiano

1 cucchiaio di prezzemolo tritato finemente

4 cucchiai di olio extra vergine di oliva

½ cucchiaino di sale

¼ cucchiaino di pepe nero macinato al momento

Preparazione:

Preriscaldare il forno a 180 gradi. Mettere qualche carta da forno su una teglia e riporre da parte.

Con un coltello affilato, tagliate i peperoni a metà e togliere i semi. Mettere l'olio su ogni peperone. Porre da parte.

In una ciotola di medie dimensioni, unire la mozzarella con il pomodoro, la salsa di pomodoro, timo, origano, prezzemolo, e due cucchiai di olio d'oliva. Mescolare bene e utilizzare la miscela per ogni peperone. Aggiungete un po'di sale e pepe e cospargete con il parmigiano.

Cuocere in forno per 20 minuti.

Informazioni nutrizionali per porzione: Kcal: 205, Proteine: 11g, carboidrati: 5g, Grassi: 12g

6.   Stufato di Trota con le Patate

Ingredienti:

450g di filetti di trota, puliti

4 patate di medie dimensioni, pelate e tagliate

1 tazza di pomodori, a dadini

2 cipolle piccole, tritate

3 spicchi d'aglio, tritati finemente

½ tazza di cipollotti, tritati

½ cucchiaino di peperoncino, macinato

½ cucchiaino di condimento per il brodo di verdure

½ cucchiaino di sale

½ cucchiaino di pepe nero macinato

Preparazione:

Unire le patate, i pomodori, l'aglio e le cipolle in una grande casseruola. Versare l'acqua sufficiente a coprire tutti gli ingredienti e portare ad ebollizione a temperatura medio-alta. Cuocere per 15 minuti, poi abbassate la fiamma. Far cuocere per altri 15 minuti quindi aggiungere i filetti di pesce. Cospargere con il peperoncino rosso, mix di verdure per il brodo, e pepe nero. Coprire con un coperchio e cuocere per i prossimi 20 minuti.

Nel frattempo, preriscaldare l'olio in una padella larga su una temperatura medio-alta. Aggiungere i filetti e cospargere con del rosmarino. Friggere per 5 minuti su ogni lato, o finché dorati. Togliere dal fuoco e mettere da parte a raffreddare per un po'. Tagliare il pesce in bocconcini e aggiungere al piatto con le verdure. Cuocere per 10 minuti in più e togliere dal fuoco.

Guarnire con cipolline prima di servire.

Informazioni nutrizionali per porzione: Kcal: 225, Proteine: 20.0g, Carboidrati: 23.1g, Grassi: 5,7 g

7.   Tacchino con i Fagioli Verdi

Ingredienti:

450g di petto di tacchino, senza pelle e senza osso

450g di fagiolini, tagliato in bocconcini

1 cipolla media tritata finemente

2 cucchiai di prezzemolo fresco tritato

3 cucchiai di olio d'oliva

½ cucchiaino di sale

¼ cucchiaino di pepe nero macinato

Preparazione:

Mettere i fagioli in una pentola di acqua bollente e cuocere per circa 10-12 minuti, o finché sono teneri e si possono passare con una forchetta. Togliere dal fuoco e scolare.

Preriscaldare 2 cucchiai di olio in una padella larga ad una temperatura medio-alta. Cuocere per 5 minuti su ogni lato, o fino alla doratura. Togliere dal fuoco e mettere da parte, ma riserva la padella.

Aggiungere il restante olio e la cipolla. Saltare in padella per 5 minuti, o finché la cipolla diventi traslucida. Aggiungere i fagioli verdi e cospargere con un poco di sale e pepe a piacere. Cuocere fino a quando non sia ben caldo anche da altra parte. Togliere dal fuoco e versare in un piatto da portata con la carne. Cospargere con il prezzemolo e servire subito.

Informazioni nutrizionali per porzione: Kcal: 204, Proteine: 17.4g, Carboidrati: 12.5g, Grassi: 10.1g

8.   Smoothie di Noci e Coccolato

Ingredienti:

½ tazza di noci, tritate

1 tazza di yogurt greco

¼ di tazza di gocce di cioccolato

1 grande banana, tagliata a pezzettini

2 cucchiai di semi di lino

Preparazione:

Unire tutti gli ingredienti in un frullatore e frullate fino a quando il smoothie diventi liscio. Trasferimento a che servono i vetri e conservare in frigorifero per 1 ora prima di servire.

Informazioni nutrizionali per porzione: Kcal: 473, Proteine: 20.5g, Carboidrati: 36.8g, Grassi: 28.9g

9. Maccheroni e Formaggio

Ingredienti:

3 tazze di maccheroni

1 tazza di formaggio Cheddar, tagliuzzato

1 uovo grande

1 tazza di panna acida

1 cipolla di medie dimensioni, finemente tritata

¼ cucchiaino di pepe nero macinato

Preparazione:

Preriscaldare il forno a 190° C.

Cuocere dei maccheroni seguendo le istruzioni sul pacchetto, ma senza aggiungere il sale. Scolare bene e mettere da parte.

Unire maccheroni, formaggio e uova in una ciotola capiente. Mettere da parte.

Ungere una teglia da forno o una casseruola con un poco di olio. Aggiungere le cipolle e fate cuocere per 3-4 minuti ad una temperatura medio-alta. Togliere dal fuoco e aggiungere la miscela ai maccheroni. Mettere nel forno e cuocere per 25 minuti, o fino a quando frizzante. Togliere dal fuoco e mantecare con la panna acida.

Cospargere con un poco di formaggio e servire.

Informazioni nutrizionali per porzione: Kcal: 482, Proteine: 19.2g, Carboidrati: 46.6g, Grassi: 24.4g

10.   Frittata di patate

Ingredienti:

2 patate medie, pelate e tritate

4 uova grosse, sbattute

1 cucchiaio di prezzemolo tritato finemente

2 cucchiai di formaggio Gouda, tagliuzzato

1 grande peperone tagliato

1 piccola cipolla, tritata

½ cucchiaino di sale dell'Himalaya

1 cucchiaio di burro

¼ cucchiaino di pepe nero macinato

Preparazione:

Mettere le patate in una pentola di acqua bollente e cuocere finché non diventino morbide da passare con la forchetta. Togliere dal fuoco e scolare. Mettere da parte.

Sbattere le uova, il sale e il pepe in una terrina. Mettere da parte.

Sciogliere il burro in una padella sul fuoco medio-alto. Aggiungere la cipolla, le patate e il peperone. Cuocere per 5 minuti e versare sopra le uova. Cospargete con il formaggio e cuocere per 3-4 minuti per lato. Togliere dal fuoco e ripiegare la frittata. Servite subito.

Informazioni nutrizionali per porzione: Kcal: 232, Proteine: 11.8g, Carboidrati: 21.4g, Grassi: 11.5g

11. Cremosa Zuppa di Pollo

Ingredienti:

285g di filetti di pollo, tagliati a bocconcini

1 tazza di panna

½ tazza di broccoli, tritata

3 tazze di brodo di pollo

1 piccola zucchina, tagliata

2 cucchiai di olio d'oliva

1 cucchiaio di prezzemolo fresco tritato

½ cucchiaino di sale

¼ cucchiaino di pepe nero macinato

Preparazione:

Sciogliere il burro in una padella sul fuoco medio-alto. Aggiungere il pollo e cuocere per 3-4 minuti, o fino alla doratura. Togliere dal fuoco e mettere da parte.

Unire l'olio e brodo vegetale in una pentola dal fondo spesso. Cospargere di sale e pepe e aggiungere i broccoli e le zucchine. Portare ad ebollizione e poi abbassare il fuoco. Coprire con un coperchio e cuocere per 15 minuti. Ora, togliere le verdure dalla pentola e versare in un robot da cucina. Conservare il liquido per dopo. Frullare fino a quando ben liscio il riportare alla padella. Aggiungere il pollo e la panna e cuocere per altri 10 minuti. Togliere dal fuoco e guarnire con il prezzemolo.

Informazioni nutrizionali per porzione: Kcal: 252, Proteine: 17.9g, Carboidrati: 2,6 g, Grassi: 19.1g

12.   Le Polpette Bianche

Ingredienti:

450g di carne magra di manzo macinata

½ tazza di formaggio feta, sbriciolato

2 uova grandi

½ tazza di olive, denocciolate, tritate

4 cucchiai di prezzemolo fresco tritato

1 cucchiaino di origano secco, in polvere

¼ cucchiaino di pepe nero macinato

Preparazione:

Unire tutti gli ingredienti tranne l'olio in una grande ciotola. Mescolare con le mani e modellare l'impasto in palline. Mettere da parte.

Scaldare l'olio in una grande padella antiaderente ad una temperatura medio-alta. Aggiungere le polpette e soffriggere per 10 minuti, o fino alla doratura. Togliere dal fuoco e versare in un piatto. Versare sopra lo yogurt e servire subito.

Informazioni nutrizionali per porzione: Kcal: 424, Proteine: 54.0g, Carboidrati: 3.4g, Grassi: 20.5g

13.   Frittata di Peperoni Grigliati e Pomodori

Ingredienti:

1 peperone rosso di medie dimensioni, affettato

1 pomodoro maturo

2 uova

1 cucchiaio di olio d'oliva

Sale e pepe a piacere

Origano essiccato

Preparazione:

Tagliare il peperone e pomodoro a fette sottili. Fate scaldare l'olio d'oliva a temperatura medio-alta e aggiungete le verdure e l'origano. Saltare in padella per circa 5 minuti, o finché a leggermente abbrustolito. Togliere dal fuoco e mettere da parte.

Sbattere bene le uova con una forchetta. Condire con sale, pepe e origano. Friggere le uova per due minuti su ogni lato e il trasferire sul piatto.

Collocare le verdure su una metà della frittata e piegare a metà.

Informazioni nutrizionali per porzione: Kcal: 268, Proteine: 21, carboidrati: 4.6g, Grassi: 4.7g

14.   Frittata di Spinaci Cremosa

Ingredienti:

225 g di spinaci freschi, tritati finemente

1 tazza di kefir (può essere sostituito con lo yogurt)

3 cucchiai di olio d'oliva

2 uova intere

Sale q.b.

3 cucchiai di ricotta di capra grattugiata

Preparazione:

Unire gli spinaci con kefir in un robot da cucina. Mescolare bene per circa 20-30 secondi, fino ad ottenere un impasto omogeneo.

Fate scaldare l'olio in una padella, sulla temperatura media. Versare il composto di spinaci e ridurre il calore al minimo. Cuocere per circa 10 minuti e poi aumentare il calore al massimo. Soffriggere per 3-4 minuti e togliere dal fuoco.

Nel frattempo, sbattere le uova e versare in una padella. Aggiungere un pizzico di sale e friggere per circa un minuto per lato. Trasferire in un piatto, aggiungere spinaci e piegare a metà.

Cospargere con la ricotta grattugiata e servire.

Informazioni nutrizionali per porzione: Kcal: 121, Proteine: 9g, carboidrati: 3g, Grassi: 9,1 g

15. Uova al Forno con del Avocado e rosmarino

Ingredienti:

3 avocado maturi di medie dimensioni, tagliati a metà

6 uova intere

1 pomodoro di medie dimensioni, finemente tritato

3 cucchiai di olio d'oliva

2 cucchiaini di rosmarino essiccato

Sale e pepe a piacere

Preparazione:

Preriscaldate il forno a 190 gradi. Avocado tagliare a metà e togliere la polpa dal centro. Mettere un uovo e pomodoro tritato in ogni metà di avocado e cospargere con del rosmarino, sale e pepe. Ungete la teglia con l'olio d'oliva e mettere l'avocado dentro. Utilizzare una piccola teglia in modo che l'avocado è sistemato ben stretto nella teglia. Mettere in forno per circa 15-20 minuti.

Informazioni nutrizionali per porzione: Kcal: 280 Proteine: 28g, carboidrati: 41g, Grassi: 20g

16.   Muffin al Pesto Kalamata

Ingredienti:

100g di spinaci freschi, tritati finemente

1 pomodoro di medie dimensioni, finemente tagliato

4 uova grandi

¼ di tazza di olive Kalamata, denocciolate e dimezzate

½ tazza di formaggio di capra fresco, tagliuzzato

3 cucchiai di pesto biologico

1 cucchiaino di sale

¼ cucchiaino di pepe rosso macinato fresco

Preparazione:

Preriscaldare il forno a 180 gradi. un 6-tazza della Mettere la carta forno in 6 stampini per i muffin.

Unire i pomodori tritati finemente con le olive Kalamata, il formaggio di capra, il pesto, sale e pepe in una ciotola capiente. Delicatamente sbattere le uova, uno alla volta, e sbattere bene con il movimento dal basso verso alto. Continuare a battere finché tutto sia ben incorporato.

Usando un cucchiaio o un cucchiaio per il gelato, dividere il composto in modo uniforme tra i barattoli. Cuocere nel forno per 20-30 o finché lo stuzzicadenti inserito nel centro esce pulito.

Lasciate raffreddare per altri 30 minuti prima di servire.

Informazioni nutrizionali per porzione: Kcal: 110 Proteine: 4.8g, Carboidrati: 1,5 g, Grassi: 8g

17. Cavoletti di Bruxelles Cremosi

Ingredienti:

450g di Cavoletti di Bruxelles, tagliati e dimezzati

¼ di tazza di formaggio cremoso

5 cucchiai di mandorle, tritate grossolanamente

½ cucchiaino di sale marino

1 cucchiaio di olio d'oliva

¼ cucchiaino di pepe nero macinato

¼ cucchiaino di noce moscata, macinata

Preparazione:

Mettere i cavoletti di Bruxelles in una pentola di acqua bollente. Cuocere finché sono teneri e togliere dal fuoco. Scolare bene e mettere l'olio d'oliva nella padella. Scaldare, aggiungere i cavoletti e cuocere per 5 minuti. Aggiungere il formaggio e cospargere a piacere con la noce moscata, sale e pepe. Scaldarla e togliere dal fuoco. Spolverare con le mandorle prima di servire.

Informazioni nutrizionali per porzione: Kcal: 231, Proteine: 8,7 g, carboidrati: 16.6g, Grassi: 17,0 g

18.   Tacchino al Senape con gli Asparagi

Ingredienti:

450g di filetti di tacchino, senza pelle e senza osso

1 cucchiaio di burro

2 tazze di asparagi

1 tazza di brodo di pollo

2 cucchiai di senape

2 cucchiai di olio d'oliva

1 cucchiaio di prezzemolo fresco tritato

½ cucchiaino di sale

1 tazza di acqua

Preparazione:

Massaggiare sui filetti il sale, pepe ed aglio e mettere da parte per 10 minuti.

Mettere gli asparagi in una pentola di acqua bollente. Cuocere finché sono teneri e togliere dal fuoco. Scolare bene e mettere da parte.

Sciogliere il burro in una grande padella ad una temperatura medio-alta. Mettere i filetti e far cuocere per 4-5 minuti per lato, o fino alla doratura. Aggiungere il brodo e ridurre la fiamma al minimo. Portare ad ebollizione e togliere dal fuoco.

Unire l'olio, senape, prezzemolo e sale in una ciotola. Scolate il liquido dalla padella alla ciotola e mescolate con la senape. Mettere i filetti su un piatto di portata e servite con gli asparagi accanto. Versate sopra la salsa e servite subito.

Informazioni nutrizionali per porzione: Kcal: 245, Proteine: 29.0g, Carboidrati: 2,6 g, Grassi: 13.0g

19.   Spaghetti con le Cozze

Ingredienti:

450g di cozze con il guscio

450g di spaghetti cotti precedentemente

4 spicchi d'aglio, tritati finemente

4 cucchiai di burro

1 tazza di brodo di pollo

1 cipolla di medie dimensioni, finemente tritata

4 cucchiai di succo di mela, succo appena spremuto

3 cucchiai di prezzemolo, tritato finemente

2 foglie di alloro

Preparazione:

Cuocere la pasta seguendo le istruzioni sulla confezione. Togliere dal fuoco e scolare bene. Mettere da parte.

Lavare le cozze e rimuovere quelle con dei eventuali rotture del guscio.

Unire l'aglio, il brodo di pollo, la cipolla e succo di mela in una grande padella scaldata ad una temperatura medio-alta. Portare ad ebollizione e aggiungere le foglie di alloro. Ora, ridurre la fiamma e coprire con un coperchio. Aggiungere le cozze e cuocere per 5-6 minuti, mescolando o scuotendo la padella.

In una padella media, sciogliere il burro e aggiungere il prezzemolo. Mescolare bene e togliere dal fuoco.

Servire la pasta su un piatto, e sopra disporre le cozze. Condire con il burro e cospargere con un poco di sale in più e pepe q.b. in caso lo ritenete necessario.

Informazioni nutrizionali per porzione: Kcal: 380, Proteine: 16.2g, Carboidrati: 56.1g, Grassi: 9.9g

20.   Pasta all' Avocado

Ingredienti:

450g di fusilli, cotti precedentemente

1 avocado di medie dimensioni, denocciolato e pelato

2 piccoli pomodori tagliati a dadini

1 gambo di sedano, tritato

2 cucchiai di prezzemolo fresco tritato

2 cucchiaini di succo di limone, appena spremuto

Per il condimento:

1 avocado di medie dimensioni, tolto il nocciolo e pelato

4 cucchiai di succo di limone, appena spremuto

½ cucchiaino di cumino, macinato

1 tazza di yogurt greco

½ cucchiaino di sale

½ cucchiaino di pepe nero macinato

Preparazione:

Cuocere la pasta seguendo le istruzioni sulla confezione. Cospargere con poco di sale durante la cottura. Togliere dal fuoco e scolare bene. Mettere da parte.

In una grande ciotola, unire l'avocado tagliuzzato, i pomodori, il sedano, prezzemolo e succo di limone. Incorporare la pasta e da parte.

Unire tutti gli ingredienti, i condimenti insieme in un frullatore e frullate fino ad ottenere un composto omogeneo. Condire con la salsa di avocado e conservare in frigorifero per almeno 1 ora.

Gustate con piacere!

Informazioni nutrizionali per porzione: Kcal: 466, Proteine: 16.1g, Carboidrati: 60.2g, Grassi: 18.8g

21. Il Manzo con le Verdure al Forno

Ingredienti:

450g di carne bovina magra, tagliata a bocconcini

1 tazza di champignons, tagliuzzati

2 grosse patate, sbucciate e affettate

1 tazza di panna acida

¼ di tazza di cipollotti, tritati

3 spicchi d'aglio schiacciati

2 piccole carote, affettate

4 cucchiai di olio d'oliva

1 cucchiaio di burro

1 cucchiaio di senape di Digione

½ cucchiaino di sale

½ cucchiaino di pepe nero macinato

2 foglie di alloro

Preparazione:

Preriscaldare il forno a 200° C.

Spalmare la carne con la senape e mettere da parte.

Tagliate le patate e distribuirle in modo uniforme sulla teglia da forno leggermente unta.

Scaldare l'olio in una grande padella ad una temperatura medio-alta. Aggiungere le cipolline e le carote. Cuocere per circa 3 minuti, poi aggiungere l'aglio. Cuocere per altri 2 minuti, o fin quando non diventino appena teneri. Togliere dal fuoco e versare in una teglia da forno con le patate.

Sciogliere il burro nella stessa padella a una temperatura medio-alta. Aggiungere la carne e cuocere per 3 minuti, mescolando continuamente. Aggiungere i funghi e cuocere per altri 10 minuti, o finché non siano leggermente dorati. Trasferire tutto nella teglia con le verdure. Aggiungere sopra la panna acida e 1 tazza di acqua. Cospargere di sale e pepe e mettere in forno. Cuocere in forno per 1 ora. Aggiungere più acqua se necessario durante la cottura.

Servire caldo.

Informazioni nutrizionali per porzione: Kcal: 360, Proteine: 23.2g, Carboidrati: 20.6g, Grassi: 20.8g

22. Smoothie di Avocado e Cavolo

Ingredienti:

1 avocado maturo, denocciolato e pelato

1 tazza di cavolo fresco, tritato grossolanamente

1 grande banana, tritata

1 tazza di yogurt greco

2 cucchiai di semi di lino

1 cucchiaino di scorza d'arancia, per guarnire

Preparazione:

Unire tutti gli ingredienti in un frullatore e frullate finché non diventi ben liscio e cremoso. Trasferire nei contenitori di vetro o nei bicchieri e conservare in frigorifero per 1 ora prima di servire. Guarnire con la scorza d'arancia.

Informazioni nutrizionali per porzione: Kcal: 259, Proteine: 9.5g, Carboidrati: 22.3g, Grassi: 15.9g

23.   Gouda Muffin

Ingredienti:

1 tazza di formaggio Gouda, tagliuzzato

4 uova grandi

1 tazza di spinaci freschi, tritati

1 scatoletta di tonno, con l'olio

170g di tonno, tagliuzzato

1 cucchiaio di prezzemolo tritato finemente

1 cucchiaio di burro

1 cucchiaino di sale marino

Preparazione:

Preriscaldare il forno a 190 ° C.

Sciogliere il burro in una padella ad una temperatura medio-alta. Aggiungere gli spinaci e cuocere per 5 minuti, o finché diventano teneri. Togliere dal fuoco e mettere in una grande ciotola.

Aggiungere il tonno, formaggio e prezzemolo. Cospargere con un poco di sale e pepe e mescolare bene con le mani. In uno stampo da muffin leggermente unto, a cucchiai mettere questa miscela. Aggiungere sopra le uova e metterle nel forno. Cuocere per circa 20 minuti. Togliere dal forno e lasciate raffreddare per un po' e aggiungere un poco di formaggio in più.

Informazioni nutrizionali per porzione: Kcal: 561, Proteine: 54.5g, Carboidrati: 2.3g, Grassi: 36.3g

24.　Tagliatelle alla Marinara

Ingredienti:

450g di tagliatelle

1 tazza di pomodori, a dadini

4 cucchiai di concentrato di pomodoro

4 cucchiai di olio d'oliva

1 tazza di basilico fresco, tritato

1 scalogno, tritato

3 spicchi d'aglio, tritati

½ cucchiaino di sale

1 cucchiaino di origano secco, terra

½ cucchiaino di pepe nero macinato

Preparazione:

Unire i pomodori, il concentrato di pomodoro, il basilico, lo scalogno, aglio, sale e pepe in un robot da cucina. Frullare per 1 minuto, e gradualmente aggiungere l'olio e frullare finché sia ben incorporato. Accantonare

Cuocere la pasta secondo le istruzioni sulla confezione. Scolare bene e trasferire in una grande ciotola. Aggiungete il composto precedentemente frullato e mescolare bene per ricoprire tutto. Cospargere con del origano e servire subito.

Informazioni nutrizionali per porzione: Kcal: 476, Proteine: 14.4g, Carboidrati: 68.6g, Grassi: 16.9g

25.   Fiocchi d'Avena con le Arance

Ingredienti:

1 tazza di fiocchi d'avena

½ tazza di yogurt bianco

½ tazza di acqua

2 cucchiai di cioccolato fondente, tagliuzzato

1 grande arancia tagliata

2 cucchiai di semi di lino

Preparazione:

Unire lo yogurt, l'acqua e semi di lino in una ciotola. Aggiungere l'avena e mescolate bene amalgamando tutto. Finire con sopra dell'arancia e cospargere con il cioccolato fondente. Mettere nel frigorifero o servire subito!

Informazioni nutrizionali per porzione: Kcal: 335, Proteine: 11.8g, Carboidrati: 51.1g, Grassi: 8,8 g

26.   Spiedini di Vitello con le Patate Dolci

Ingredienti:

900g di spalla di vitello

2 patate dolci di medie dimensioni, pelate e tritate

½ bicchiere di olio d'oliva

2 limoni, solo il succo

2 cucchiai di aceto di vino rosso

4 cucchiai di menta, tritata finemente

1 cucchiaio di origano fresco, tritato

1 cucchiaino di sale

½ cucchiaino di pepe nero macinato

2 cucchiai di semi di sesamo

Preparazione:

Mettere le patate dolci in una pentola con l'acqua bollente. Cuocere fino a quando non possa passare la forchetta attraverso e togliere dal fuoco. Scolare bene e mettere da parte.

Unire l'olio, la menta, l'origano, l'aceto, sale e pepe in una ciotola capiente. Mescolare bene e mettere da parte per consentire alla marinata di amalgamarsi bene e prendere sapore.

Tagliare la carne e immergerla nella marinata per almeno 2 ore.

Preriscaldare il grill ad una temperatura medio-alta. Utilizzare i spiedini di metallo per mettere la carne e posizionarlo sulla griglia. La marinata in più mettere da parte per dopo. Grigliare per 5 minuti per ogni lato, o fino alla doratura.

Mettere gli spiedini e patate in un piatto. Spruzzare le patate con la marinata rimasta e cospargere con dei semi di sesamo prima di servire.

Informazioni nutrizionali per porzione: Kcal: 490, Proteine: 38.5g, Carboidrati: 16g, Grassi: 30g

27. Insalata di Avocado Dolce

Ingredienti:

1 avocado maturo, denocciolato, pelato e tritato

½ tazza di fragole, tritate

2 tazze di spinaci freschi, tritati

½ tazza di melone, pulito e tritato

1 tazza di panna

¼ tazza di miele

2 cucchiai di aceto balsamico

1 cucchiaio di olio d'oliva

½ cucchiaino di sale

½ cucchiaino di pepe nero macinato

Preparazione:

Unire il miele, la panna, l'aceto, l'olio, sale e pepe in una terrina. Mescolare bene per amalgamare e mettere da parte per consentire ai sapori che si mescolino.

In una grande insalatiera, unire l'avocado, le fragole, i spinaci e melone. Mescolare una volta e poi condire con il condimento. Mescolare bene per rivestire tutto uniformemente con il condimento e conservare nel frigorifero per 30 minuti prima di servire.

Informazioni nutrizionali per porzione: Kcal: 425, Proteine: 3.2g, Carboidrati: 35.2g, Grassi: 32.8g

28.   La colazione Cremosa con la Mozzarella Tricolore

Ingredienti:

2 grossi pomodori a fette

1 etto di mozzarella a fette

1 avocado di medie dimensioni, dimezzato

3 cucchiai di olio extra vergine di oliva

½ cucchiaino di sale

1 cucchiaino di aceto di mele

½ cucchiaino di timo essiccato, macinato

½ cucchiaino di zucchero

Preparazione:

Lavare i pomodori e affettarli. Disporli su un piatto da portata.

Avocado tagliare a metà e togliere il nocciolo. Affettate sottilmente e fate uno strato sopra i pomodori. Mettere sopra la mozzarella.

In una piccola ciotola, sbattere insieme l'olio d'oliva, sidro di mele, timo, sale e zucchero. Cospargere sul tricolore e servire.

Informazioni nutrizionali per porzione: Kcal: 340 Proteine: 16.5g, Carboidrati: 5,8 g, Grassi: 31g

29. Dolce Smoothie di Anacardi e Lamponi

Ingredienti:

1 tazza di latte di anacardi

1 uovo intero

1 cucchiaio di cacao grezzo

100g di avocado, tritato grossolanamente

1 cucchiaino di zucchero

1 cucchiaino di estratto di lampone

1 cucchiaio di noci, tritate

Preparazione:

Mettere gli ingredienti in un frullatore e frullare fino ad impasto omogeneo. Servire freddo.

Informazioni nutrizionali per porzione: Kcal: 280 Proteine: 16.5g, Carboidrati: 5g, Grassi: 31g

30. Fiocchi di Noce di Cocco Caldi con le Fragole

Ingredienti:

¼ di tazza di fiocchi di cocco, leggermente tostato

1 tazza di latte di mandorla (è possibile utilizzare latte di mandorle e cocco per qualche sapore in più)

1 cucchiaio di semi di chia

1 cucchiaio di mandorle, macinate

1 cucchiaio di olio di cocco

1 cucchiaino di estratto di fragola

½ cucchiaino di zucchero

Preparazione:

Preriscaldare il forno a 180 gradi. Mettere in una teglia la carta da forno e ungere con dell'olio di cocco.

Versare i fiocchi sul foglio e tostare per 10-15 minuti. Togliere dal forno e trasferire in una ciotola.

Aggiungere il latte di mandorle, mandorle tritate, semi di chia, estratto di fragola, e zucchero. Dategli una buona mescolata e servire caldo.

Informazioni nutrizionali per porzione: Kcal: 175, Proteine: 3.1g, Carboidrati: 8,6 g, Grassi: 19g

31. Frittata di Feta

Ingredienti:

4 grandi peperoni rossi, tagliati in bocconcini, semi e la polpa rimossi

2 spicchi d'aglio schiacciati,

3 uova di grandi dimensioni

30g di feta, sbriciolato

¼ di tazza di prezzemolo, tritato finemente

¼ di tazza di panna acida

¼ di cucchiaino di sale

¼ cucchiaino di pepe nero macinato

1 cucchiaio di olio extravergine d'oliva

Preparazione:

Mettere i peperoni tagliati in una grande ciotola. Condite con un poco di prezzemolo tritato, sale e pepe. Mescolare tutto bene e mettere da parte.

Preriscaldare il forno a 190° C.

Sbattere le uova in una ciotola. Aggiungere il formaggio, la panna acida, e l'olio d'oliva. Mescolare bene con una forchetta. Versare il composto sopra le verdure e dargli una buona mescolata.

Ungere la teglia con olio d'oliva cosi da fare uno sottile strato.

Cuocere nel forno per circa 45-50 minuti. Togliere dal forno e lasciar raffreddare per almeno dieci minuti. Mettere sopra alcune fette di pomodoro, ma questo è opzionale.

Godetevi il pasto!

Informazioni nutrizionali per porzione: Kcal: 201, Proteine: 29.2g, Carboidrati: 6,8 g, Grassi: 10.5g

32.   Posteriore di Agnello al Forno

Ingredienti:

4 gambe di agnello

1 tazza di cipollotti, tritati

3 patate di medie dimensioni, pelate e tritate

6 cucchiai di olio d'oliva

4 tazze di brodo di ossa

1 grossa cipolla rossa tritata

3 spicchi d'aglio schiacciati,

3 cucchiai di rosmarino fresco, tritato finemente

2 cucchiaini di sale dell'Himalaya

½ cucchiaino di pepe nero macinato

½ cucchiaino di peperoncino, macinato

Preparazione:

Preriscaldare il forno a 160° C.

Mettere la carne in una ciotola capiente. Aggiungere il sale e pepe e strofinare delicatamente la carne.

Scaldare 2 cucchiai di olio in una padella antiaderente e aggiungere la carne. Cuocere per 5 minuti, mescolando di tanto in tanto. Aggiungere l'aglio, le cipolle rosse, e cipollotti. Fate cuocere per altri 5 minuti, o fino a quando la carne sia dorata. Togliere dal fuoco.

Aggiungere l'olio rimanente in una grande teglia. Trasferire la carne e verdure con tutto il loro liquido sul piatto. Aggiungere tutti gli altri ingredienti e metterlo nel forno. Fate cuocere per 1 ora e aggiungere l'acqua se vi piace che ci sia più liquido. Togliere dal forno e servire caldo.

Informazioni nutrizionali per porzione: Kcal: 252, Proteine: 14.9g, Carboidrati: 16.9g, Grassi: 14.2g

33. Smoothie di Goji

Ingredienti:

1 tazza di yogurt greco

¼ di tazza di bacche di Goji

2 cucchiai di semi di chia

½ cucchiaino di cannella, in polvere

1 cucchiaino di olio di cocco

2 foglie di menta, per guarnire

Preparazione:

Unire tutti gli ingredienti in un frullatore e frullare fino a quando gli ingredienti non diventano un liquido ben liscio. Trasferire nei bicchieri di vetro e guarnire con le foglie di menta. Mettete nel frigorifero per 30 minuti prima di servire.

Informazioni nutrizionali per porzione: Kcal: 472, Proteine: 24.2g, Carboidrati: 54.7g, Grassi: 19.5g

34.   Frittata Cremosa al Salmone

Ingredienti:

6 uova grandi

115g di filetti di salmone, fette sottili

1 tazza di formaggio Cheddar, sbriciolato

2 cucchiai di olio d'oliva

2 spicchi d'aglio, tritati

1 cucchiaio di prezzemolo fresco tritato

1 cucchiaio di rosmarino fresco, tritato finemente

1 cucchiaino di sale dell'Himalaya

½ cucchiaino di peperoncino

Preparazione:

In una grande ciotola, sbattere le uova, prezzemolo, rosmarino, sale e pepe rosso. Aggiungere il formaggio sbriciolato e mescolare ancora una volta. Mettere da parte.

Scaldare l'olio in una grande padella antiaderente su una temperatura medio-alta. Aggiungere l'aglio e soffriggere per 3 minuti. Aggiungere i filetti di salmone e cuocere per 3-4 minuti per lato.

Versare il composto di uova e cuocere per 3-4 minuti per lato. Togliere dal fuoco e ripiegare la frittata. Servite subito.

Informazioni nutrizionali per porzione: Kcal: 433, Proteine: 29.5g, Carboidrati: 2.9g, Grassi: 34.3g

35. Tacchino con la Maionese Fatta in Casa

Ingredienti:

450g di petti di tacchino tagliato a fette sottili

3 grandi tuorli

1 tazza di riso bianco, a grano lungo

1 cucchiaio di prezzemolo fresco tritato

3 cucchiai di aceto di mele

3 cucchiai di senape di Digione

1 tazza di olio d'oliva

1 cucchiaino di mix di verdure essiccate e macinate

½ cucchiaino di sale marino

Preparazione:

Mettere il riso in 2 tazze d'acqua in una pentola dal fondo spesso. Portare ad ebollizione e poi abbassate il fuoco. Cospargere con un po'di miscela di condimento vegetale e cuocere per altri 15 minuti. Togliere dal fuoco e mettere da parte.

Unire i tuorli d'uovo, l'aceto, il senape, l'olio e il sale in una ciotola capiente. Mescolare bene per fondere e mettere da parte.

Nel frattempo, fate sciogliere il burro in una grande padella ad una temperatura medio-alta. Aggiungete la carne e cospargere con prezzemolo e sale. Cuocere per 5 minuti su ogni lato, o fino a doratura. Togliere dal fuoco e metterlo su un piatto da portata insieme al riso. Versare la maionese sopra e servire.

Informazioni nutrizionali per porzione: Kcal: 616, Proteine: 20.2g, Carboidrati: 34.4g, Grassi: 45.2g

36. Involtini di Bistecca di Manzo

Ingredienti:

450g di bistecche di manzo

1 tazza di riso basmati

2 piccole carote tagliuzzate,

½ tazza di cipollotti, tritate

4 cucchiai di olio d'oliva

2 cucchiai di aceto balsamico

1 cucchiaino di origano secco

½ cucchiaino di peperoncino

1 cucchiaino di sale marino

1 cespo di lattuga romana, intere le foglie

Preparazione:

Unire l'aceto, 2 cucchiai di olio, origano, peperoncino e il sale in una ciotola capiente. Aggiungete la carne e coprire bene con la marinata. Coprire con pellicola trasparente e mettere nel frigo per 2 ore.

Mettere il riso in una pentola profonda. Aggiungere circa 3 tazze d'acqua e portare ad ebollizione. Ridurre il fuoco al minimo, coprire con un coperchio e cuocere per 15 minuti, o finché ben cotta. Mettere da parte.

Ora, scaldare l'olio rimanente in una padella larga ed aggiungere la carne. Cuocere per 8-10 minuti su ogni lato, o fino alla doratura della carne. Togliere dal fuoco e lasciare da parte la padella. Fare delle fette sottili e mettere da parte.

Nella stessa padella, carote e cipolline primaverili. Cuocere per 5 minuti, mescolando continuamente. Togliere dal fuoco e mescolare con il riso.

Mettere sulla grande foglia di lattuga un cucchiaio il composto di riso e sopra aggiungere le fette di bistecca di manzo. Cospargere con del sale in e pepe se necessario. Avvolgere e fissare con uno stuzzicadenti. Servite subito.

Informazioni nutrizionali per porzione: Kcal: 422, Proteine: 30.8g, Carboidrati: 34.5g, Grassi: 17.3g

37. Cheddar Cremoso al Forno con dell'Avocado e Pomodoro

Ingredienti:

1 avocado maturo

1 grosso pomodoro, tritato finemente

1 grossa cipolla, sbucciata e tritata finemente

2 cucchiai di olio extra vergine di oliva

2 cucchiai di concentrato di pomodoro, senza zucchero

¼ di tazza di formaggio cheddar, tagliuzzato

1 cucchiaio di succo di lime fresco

½ cucchiaino di sale

1 cucchiaino di peperoncino di Caienna

Preparazione:

Preriscaldare il forno a 180 gradi. Mettere la carta da forno sulla teglia e mettere da parte.

Tagliare l'avocado a metà e rimuovere il nocciolo. Con un coltello affilato, fare dei taglietti a zig-zag per consentire alle spezie di penetrare nell'avocado.

In una padella di medie dimensioni, scaldare l'olio d'oliva a fuoco medio-alto. Soffriggere la cipolla per 2-3 minuti, o finché diventa traslucida, e aggiungere il pomodoro tritato. Continuare a cuocere finché sono teneri o si possono tagliare con la forchetta. A questo punto aggiungere il concentrato di pomodoro, il succo di lime fresco, il sale e peperoncino di Caienna. Dategli una girata finale e togliete dal fuoco.

Riempire le metà avocado con questa miscela e sopra poggiare il cheddar. Cuocere nel forno per 20 minuti.

Informazioni nutrizionali per porzione: Kcal: 252, Proteine: 7.6g, Carboidrati: 14.1g, Grassi: 19.8g

38.   Zucchine al Forno con la Crema di Gorgonzola

Ingredienti:

1 zucchina di medie dimensioni, tagliata nel senso della lunghezza a fette

2 uova grandi

¼ di tazza di latte di mandorle

½ tazza di farina di mandorle

2 spicchi d'aglio schiacciati

1 cucchiaino di origano secco

½ tazza di gorgonzola

1 cucchiaino di sale

½ cucchiaino di pepe

¼ di tazza di olio extra vergine di oliva

Preparazione:

Preriscaldare il forno a 180 gradi. Ungere una carta da forno con un po' di olio d'oliva e mettere da parte in una teglia.

Unire l'olio rimasto con l'aglio schiacciato, l'origano e il pepe. Mettere da parte.

Affettare le zucchine nel senso della lunghezza e cospargere con un poco di sale. Mettere da parte per 5-7 minuti. Sciacquare bene ed asciugare le zucchine. Disporre un unico strato di zucchine in una pirofila. Utilizzando un pennello da cucina, diffondere la miscela di olio di oliva su ogni fetta di zucchine e cuocere per 20 minuti.

Nel frattempo, sbattere insieme le uova, latte di mandorla, e farina di mandorle. Battere bene con un mixer elettrico ad alta velocita finché sia tutto ben incorporato. Stendere il composto sopra le zucchine e continuare la cottura per altri cinque minuti.

Posizionare gorgonzola in un forno a microonde per due minuti. Versarla sulle zucchine e servire caldo.

Informazioni nutrizionali per porzione: Kcal: 340, Proteine: 19g, carboidrati: 7.3g, Grassi: 35g

39.   Casseruola di Funghi Shiitake

Ingredienti:

450g funghi Shiitake interi

6 uova

2 cipolle medie, sbucciate

3 spicchi d'aglio schiacciati

¼ di tazza di olio d'oliva

½ cucchiaino di sale marino

¼ cucchiaino di pepe nero macinato al momento

Preparazione:

Preriscaldare il forno a 180 gradi. Stendere 2 cucchiai di olio d'oliva su una teglia da forno. Posizionare i funghi shiitake sulla teglia. Cuocere in forno per circa 10-12 minuti. Togliere dal forno e lasciar raffreddare per un po'. Abbassare la temperatura del forno a 90 gradi.

Nel frattempo, sbucciare e tritare finemente le cipolle. Separare gli albumi dai tuorli. Affettare shiitake a fette spesse 1cm e mettere in una ciotola. Aggiungere le cipolle tritate, olio d'oliva, albume d'uovo, aglio schiacciato, sale e pepe. Mescolare bene.

Stendere questo impasto su una teglia e cuocere per altri 15-20 minuti.

Informazioni nutrizionali per porzione: Kcal: 319, Proteine: 41g, carboidrati: 14g, Grassi: 34g

40. Pecan e Quinoa Porridge

Ingredienti:

2 tazze di fiocchi d'avena

1 tazza di quinoa bianca

1 tazza di latte scremato

1 cucchiaio di noce di cocco, tagliuzzato

¼ di tazza di prugne secche, tritate

½ tazza di sciroppo d'acero

1 cucchiaio di miele

4 cucchiai di noci pecan, tritate grossolanamente

1 cucchiaino di cannella

1 cucchiaino di estratto di vaniglia

Preparazione:

Preriscaldare il forno a 180 ° C.

Unire la quinoa, i fiocchi d'avena e le noci pecan in una grande ciotola.

In una ciotola da parte, unire lo sciroppo d'acero, la cannella, il miele e l'estratto di vaniglia. Ora, versare il composto in una ciotola con gli ingredienti secchi e mescolate bene per amalgamare tutto.

Ungere una teglia da forno con uno strato sottile d'olio o con del spray antiaderente da cucina. Versare il composto in precedenza realizzato e diffondere in uno strato uniforme. Cuocere per circa 15 minuti, mescolando di tanto in tanto. Togliere dal forno e lasciate raffreddare per un po'. Trasferire in un piatto da portata e mescolate nel latte e prugne. Cospargere con cocco grattugiato e servire.

Informazioni nutrizionali per porzione: Kcal: 557, Proteine: 14.8g, Carboidrati: 97.7g, Grassi: 12.9g

41.   Stufato di Vitello con lo Zenzero

Ingredienti:

280g di vitello magro, tagliato a bocconcini

1 tazza di pomodori, tagliati a dadini

2 patate grandi, sbucciate e tagliate a cubetti

1 cucchiaio di zenzero fresco, tritato

2 cucchiai di olio d'oliva

1 piccola melanzana, tritata finemente

1 piccola zucchina, tritata finemente

1 piccolo peperone tritato finemente

1 grossa cipolla, tritata finemente

3 cucchiai di concentrato di pomodoro

½ tazza di burro di arachidi

3 tazze di brodo di pollo

1 cucchiaino di peperoncino di Caienna macinato

½ cucchiaino di sale

¼ cucchiaino di pepe nero macinato

Preparazione:

Scaldare l'olio in una padella larga ad una temperatura medio-alta. Aggiungete la carne e far cuocere per 4-5 minuti, o fino a quando diventi un po' dorata. Ora, trasferire la carne in una pentola profonda e mettere da parte. Nella stessa padella, aggiungere le zucchine, i pomodori, la cipolla, e cospargere con lo zenzero, sale e pepe. Mescolare bene e cuocere per 5-7 minuti. Trasferire tutto nella pentola con la carne. Ora, aggiungere tutti gli altri ingredienti. Aggiungere l'acqua per regolare la densità di stufato. Portare ad ebollizione e poi abbassate il fuoco al minimo. Coprire con un coperchio e cuocere per 45-50 minuti. Togliere dal fuoco e servire caldo.

Informazioni nutrizionali per porzione: Kcal: 294, Proteine: 16.1g, Carboidrati: 27.3g, Grassi: 14.9g

42. Ziti con le Verdure

Ingredienti:

450g di ziti

1 cetriolo di medie dimensioni, tritato

2 tazze di pomodori a dadini

1 tazza di panna acida

1 tazza di latte scremato

1 cucchiaino di origano secco

1 cucchiaio di olio d'oliva

1 cucchiaio di aceto balsamico

1 cucchiaino di sale marino

¼ cucchiaino di pepe nero macinato

Preparazione:

Cuocere la pasta seguendo le istruzioni riportate sulla confezione. Cospargere con po'di sale durante la cottura. Togliere dal fuoco e scolare bene. Mettere da parte.

Unire tutti gli ingredienti rimasti in una ciotola capiente. Mescolare bene per amalgamare e versare sopra la pasta. Mescolare bene e servire subito.

Informazioni nutrizionali per porzione: Kcal: 355, Proteine: 12.0g, Carboidrati: 49.4g, Grassi: 12.3g

43.   Asparagi all'Arancio Dolce

Ingredienti:

450g di asparagi freschi, togliere la parte del gambo legnosa

2 cipolle medie, sbucciate e tritate finemente

2 peperoni jalapeno piccoli, tagliati a fette

1 tazza di brodo vegetale

¼ di tazza di succo di lime fresco

1 cucchiaino di estratto di arancio, senza lo zucchero

5 cucchiai di olio extravergine d'oliva

1 cucchiaino di rosmarino secco

Preparazione:

Fate scaldare l'olio in una grande casseruola. Aggiungere le cipolle tritate e soffriggere per 2-3 minuti, o fino a quando diventano traslucide.

Mettere i peperoni jalapeno, succo di lime, estratto di arancio e rosmarino in un robot da cucina. Aggiungere circa ½ tazza di brodo vegetale e frullare tutto finché al liscio.

Versare il composto in una padella e ridurre la fiamma al minimo. Fate bollire per circa dieci minuti.

Quando la maggior parte del liquido è evaporato, aggiungere gli asparagi tagliati e il brodo vegetale residuo. Portare ad ebollizione e lasciate cuocere finché asparagi è forcella gara.

Servire caldo.

Informazioni nutrizionali per porzione: Kcal: 180, Proteine: 4.9g, carboidrati: 7g, Grassi: 41g

44.   Cavolfiore Cremoso alla Greca

Ingredienti:

450g di cavolfiore

1 tazza di panna acida

1 tazza di yogurt greco

1 cucchiaio di aglio in polvere

2 uova

½ cucchiaino di sale marino

1 cucchiaio di prezzemolo secco

2 cucchiai di olio d'oliva

Preparazione:

Preriscaldare il forno a 200 gradi. Ungere una teglia da forno con dell'olio e mettere le cime di cavolfiore in un unico strato.

In una ciotola di medie dimensioni, unire la panna acida con yogurt greco, le uova, l'aglio in polvere, il sale e prezzemolo in una ciotola. Aggiungere una tazza di brodo vegetale e dare una buona saltata.

Versare sopra il cavolfiore e cuocere per 35 minuti, o fino a quando il liquido è evaporato e cavolfiore è leggermente abbrustolito e cremoso.

Informazioni nutrizionali per porzione: Kcal: 330, Proteine: 24.2g, Carboidrati: 15g, Grassi: 43g

45. Le Verdure Thai

Ingredienti:

1 chilo di funghi champignon, affettati

1 medio peperone rosso tagliato a striscioline

1 medio peperone verde, tagliato a striscioline

7-8 cime di cavolfiore

½ tazza di parmigiano

7-8 cavoletti di Bruxelles, a metà

1 cucchiaio di salsa di pomodoro fresco, senza zucchero

1 pomodoro arrostito, tritate grossolanamente

1 cucchiaino di sale

4 cucchiai di olio extra vergine di oliva

Preparazione:

Lavare accuratamente e funghi e tagliarli in lunghezza.

In una grande padella del tipo wok, scaldare l'olio d'oliva ad una temperatura medio-alta. Aggiungere il cavolfiore e cavoletti di Bruxelles e cuocere per una decina di minuti, mescolando continuamente. Ora aggiungere i peperoni tagliati a striscioline e pomodoro arrostito sul fuoco, un po' sale, la salsa di pomodoro e parmigiano. Dategli una buona mescolata e cuocete per altri dieci minuti.

Ora è possibile aggiungere i funghi e continuare la cottura per altri 5-7 minuti. Dategli una finale mescolata e servire caldo.

Informazioni nutrizionali per porzione: Kcal: 313, Proteine: 18.9g, Carboidrati: 14g, Grassi: 32g

46.   Chilli Piccante

Ingredienti:

900g di cime di cavolfiore

1 cucchiaio di peperoncino, macinato

1 cucchiaio di olio vegetale

170g di concentrato di pomodoro, senza zucchero

2 peperoni jalapeno, tagliati a striscioline

1 grosso pomodoro, tagliato grossolanamente

1 grossa cipolla, sbucciata e tritata finemente

1 tazza di funghi champignon freschi, a fette

¼ cucchiaio di sale

1 foglia di alloro

2 ½ tazze di brodo vegetale

1 cucchiaino di timo secco

3 spicchi d'aglio schiacciati

Preparazione:

Prendete una padella e mettetela sul fuoco vivace. Scaldare l'olio e aggiungere le cime di cavolfiore. Cuocere, mescolando costantemente, finché non diventi di un bel colore marrone. Trasferire in un piatto profondo. Nella stessa padella, soffriggere le cipolle, sul fuoco medio. Cuocere le cipolle per 5 minuti.

Ora aggiungere i peperoni jalapeno, il concentrato di pomodoro, peperoncino, aglio e sale. Continuare a cuocere per 3-4 minuti. Trasferire in un piatto.

Aggiungere gli altri ingredienti e coprire con un coperchio. Impostare la fiamma al minimo e cuocere per un'ora.

Informazioni nutrizionali per porzione: Kcal: 180, Proteine: 13g, carboidrati: 25g, Grassi: 8.9g

47. Tortino di Riso e Tacchino

Ingredienti:

280g di petto di tacchino, tritato finemente

¾ tazza di semi di chia

¾ di tazza di riso basmati

¾ di tazza di pangrattato di grano saraceno

1 cucchiaino di dragoncello

1 cucchiaino di prezzemolo fresco tritato finemente

1 cucchiaino di aglio, tritati

1 tazza di spinaci freschi, tritati

1 cucchiaio di burro

½ cucchiaino di sale

Preparazione:

Versare 1 tazza di acqua in un pentolino. Portare ad ebollizione e cuocere il riso fino a quando è leggermente appiccicoso. Questo dovrebbe richiedere circa 10 minuti.

Contemporaneamente, cuocere in una pentola i semi di chia finché morbide. Tritare finemente la carne. Lavare accuratamente gli spinaci. Cospargere con un po' di sale e mescolare tutti gli ingredienti insieme in una grande ciotola. Mettete la ciotola nel frigo a raffreddare per circa 15-30 minuti.

Prendere miscela dal frigo e formare delle piccole tortine. Assicurarsi che le superfici di cottura vengono pulite e unte prima di mettere i tortini per evitare che si attacchino.

Sciogliere il burro in una padella larga sul fuoco medio-alto. Mettere le polpette e friggere per circa 5-7 minuti per ogni lato.

Informazioni nutrizionali per porzione: Kcal: 812, Proteine: 38.5g, Carboidrati: 145.2g, Grassi: 38.2g

48. Zuppa di Fagioli Bianchi

Ingredienti:

2 tazze di fagioli bianchi, precotti

2 patate grandi, pelate e tagliato

1 grande peperone tagliuzzato

1 pomodoro, tagliato a dadini di medie dimensioni

2 cucchiai di farina per tutti gli usi

2 cucchiai di olio d'oliva

1 piccola cipolla, tritata

1 cucchiaio di prezzemolo fresco tritato

1 cucchiaio di peperoncino di Caienna, in polvere

½ cucchiaino di sale dell'Himalaya

¼ cucchiaino di pepe nero macinato

Preparazione:

Mettere i fagioli in una pentola profonda. Aggiungere l'acqua a sufficienza, coprire e cuocere per circa 2-3 minuti. Togliere dal fuoco, scolare e risciacquare bene. Lavare la pentola e versare acqua fresca in essa. Aggiungere i fagioli lessati e cuocere ancora per circa 45 minuti, o finché ammorbidi.

Scaldare l'olio in una pentola dal fondo pesante ad una temperatura medio-alta. Aggiungere la cipolla e soffriggere finché diventi traslucida. Aggiungere i fagioli, le patate, il pomodoro, peperone, prezzemolo, peperoncino, sale e pepe. Aggiungere l'acqua sufficiente che copre tutti gli ingredienti. Portare ad ebollizione e poi abbassate il fuoco al minimo. Coprire con un coperchio e cuocere per 1 ora.

In una piccola casseruola, unire peperoncino di cayenna, la farina e circa 3 cucchiai d'acqua. Mescolare bene e portare ad ebollizione. Togliere dal fuoco e mescolare. Cuocere per altri 10 minuti e togliere dal fuoco. Servire caldo.

Informazioni nutrizionali per porzione: Kcal: 376, Proteine: 18.7g, Carboidrati: 65.9g, Grassi: 5,6 g

49. Tortino di Spinaci Inglese

Ingredienti:

1 confezione (280g) di spinaci freschi, tritati

200g di foglie di tarassaco, tagliuzzate grossolanamente

4 uova intere

½ tazza di latte di cocco

55g di formaggio feta sbriciolato

¼ di tazza di parmigiano grattugiato

½ tazza di mozzarella tagliata a dadini

3 cucchiai di olio vegetale

1 cucchiaino di sale

½ cucchiaino di pepe nero

Preparazione:

Preriscaldare il forno a 190° C. Ungete leggermente una teglia con dell'olio vegetale e mettete da parte.

Sbattere le uova in una terrina. Poco a poco mettere del latte sbattendo dal basso verso alto. Aggiungere il parmigiano e continuare a battere finché non si mischia tutto per bene. Mettere da parte.

Mettere gli spinaci tritati e tarassaco nella teglia imburrata ed aggiungere il formaggio feta sbriciolato. Versare il composto di uova e coprire completamente gli altri ingredienti.

Cuocere per circa 40 a 45 minuti o fino a quando il formaggio è sciolto e leggermente dorato.

Togliere dal forno e frigo per 10-15 minuti prima di servire.

Informazioni nutrizionali per porzione: Kcal: 190, Proteine: 15g, carboidrati: 8g, Grassi: 20g

50. I Funghi all'Aceto Balsamico

Ingredienti:

450g di funghi champignon, tagliati a metà

3 cucchiai di olio extravergine d'oliva

1 cucchiaio di stevia

1 cucchiaio di senape di Digione

1 cucchiaio di aceto balsamico

1 cucchiaino di succo di limone

1 cucchiaio di rosmarino fresco, tritato finemente

¼ di cucchiaino di sale

¼ cucchiaino di pepe nero macinato

Preparazione:

Unire l'olio, la stevia, l'aceto, il senape, sale e pepe in una ciotola capiente. Mescolare bene e aggiungere i funghi. Incorporare tutto per bene con i funghi e mettere da parte per 30 minuti per permettere ai sapori che si fondono.

Scaldare il grill elettrico ad una temperatura medio-alta. Trasferire i funghi sulla griglia e mettere da parte la marinata.

Grigliare i funghi per circa 5 minuti, mescolando continuamente e trasferire sul piatto. Condire con la marinata e servire con alcune verdure al vapore.

Informazioni nutrizionali per porzione: Kcal: 240, Proteine: 7.3g, Carboidrati: 5,8 g, Grassi: 28g

51. Pomodori Ripieni con la Mozzarella

Ingredienti:

4 grossi pomodori, interi

1 tazza di mozzarella, sbriciolata

½ tazza di cipolla tritata finemente

280g di spinaci, tritati finemente

2 cucchiai di parmigiano grattugiato

1 cucchiaio di prezzemolo fresco, tritato

2 cucchiai di olio d'oliva

½ cucchiaino di sale

¼ cucchiaino di pepe nero macinato

Preparazione:

Preriscaldare il forno a 200 ° C.

Posizionare con cura gli spinaci in una pentola di acqua bollente. Cuocere per 1 minuto e togliere dal fuoco. Scolare bene e mettere da parte.

Svuotare i pomodori dalla polpa e conservarla. Rimuovere i semi dalla polpa e tagliuzzarla mettendola in una grande ciotola. Incorporare gli spinaci, la mozzarella, il parmigiano, sale e pepe.

Mettere il misto preparato con la polpa nei pomodori e metterli in una teglia precedentemente imburrata. Cuocere in forno per 5 minuti e togliere dal fuoco.

Godetevi il pasto!

Informazioni nutrizionali per porzione: Kcal: 159, Proteine: 14.5g, Carboidrati: 12.9g, Grassi: 10.8g

52. Le Scaloppine di Funghi Siitake con la Salsa al Gorgonzola

Ingredienti:

450g di funghi shiitake

¼ tazza di burro

1 spicchio d'aglio, schiacciato

1 cucchiaino di origano secco

¼ di tazza di succo di lime fresco

1 tazza di funghi champignon, affettati

½ tazza di formaggio Gorgonzola, tagliuzzata

½ tazza di panna acida

3 cucchiai di parmigiano grattugiato

½ cucchiaino di sale

½ tazza di farina per tutti gli usi

Preparazione:

In una piccola ciotola, unire la farina con la panna acida, il burro, il parmigiano e il gorgonzola. Aggiungere il succo di lime fresco e sbattere bene con la frusta elettrica.

Marinare i funghi shiitake con il sale e origano. Mettere in una casseruola a fondo pesante e aggiungere il composto cremoso, dei funghi champignon, e l'aglio.

Coprire e cuocere per 30 minuti a fuoco medio-basso.

Informazioni nutrizionali per porzione: Kcal: 300, Proteine: 24.5g, Carboidrati: 12g, Grassi: 36g

53.   Pasta all'Italiana con dell'Aglio e Cavolfiore

Ingredienti:

6 tazze di cime di cavolfiore

3 pomodori maturi, grossi

3 cucchiai di olio extra vergine di oliva

2 spicchi d'aglio schiacciati

½ cucchiaino di origano secco

¼ di cucchiaino di sale

¼ di tazza di succo di lime fresco

½ tazza di farina per tutti gli usi

1 tazza di brodo vegetale

Preparazione:

Preriscaldare il forno a 190 gradi.

Mettere il cavolfiore in una pentola profonda ed aggiungere l'acqua sufficiente per coprire gli ingredienti. Far bollire, la cottura al dente. Togliere dal fuoco e scollare. Mettere da parte.

Sbattere insieme il brodo vegetale con la farina. Conservare per dopo.

Sbucciare e tritare grossolanamente i pomodori. Assicurarsi di mantenere tutto il liquido del pomodoro.

Fate scaldare l'olio d'oliva ad una temperatura media. Aggiungere l'aglio e soffriggere per alcuni minuti. Ora aggiungere i pomodori, l'origano e sale. Ridurre il fuoco al minimo e far cuocere fino a quando i pomodori saranno ammorbidi. Aggiungere il succo di lime e far cuocere per altri 10 minuti mescolando continuamente. Spegnere il fuoco, aggiungere il cavolfiore e coprire.

Lasciare riposare per 10 minuti e trasferire in una teglia da forno leggermente unta. Bagnare uniformemente con il brodo vegetale.

Cuocere in forno per 15-20 minuti o fino a quando si ottiene un bel colore nella parte superiore.

Informazioni nutrizionali per porzione: Kcal: 93, Proteine: 5g, carboidrati: 15 g, Grassi: 14g

54. Insalata di Caprino

Ingredienti:

5 pomodorini ciliegini, interi

Una manciata di olive nere

1 cipolla di medie dimensioni, pelata e affettata

100g formaggio fresco di capra

2 ravanelli, a fette

100g di valeriana

2 cucchiai di succo di lime appena spremuto

3 cucchiai di olio extra vergine di oliva

Sale q.b.

Preparazione:

Mettere le verdure in una ciotola capiente. Aggiungere l'olio d'oliva, formaggio caprino, succo di lime fresco e un po' di sale a piacere. Mescolare bene per incorporare tutto.

Informazioni nutrizionali per porzione: Kcal: 225, Proteine: 18,5g, Carboidrati: 10g, Grassi: 35g

55.   Zucchine Fritte e Formaggio Fiocchi di latte

Ingredienti:

2 piccole zucchine, tagliate a fette nel senso della lunghezza

½ tazza di fiocchi di latte

1 tazza di valeriana

1 tazza di pomodorini

½ tazza di champignons, affettati

1 cucchiaino di sale

½ cucchiaino di pepe nero macinato al momento

2 cucchiai di olio d'oliva

Preparazione:

Lavare e asciugare le zucchine con la carta da cucina. Tagliate longitudinalmente.

Utilizzare una padella larga per grigliare e ungerla con l'olio d'oliva. Scaldare a fuoco medio-alto le zucchine. Grigliare per 3-4 minuti ogni lato, togliere dal fuoco e raffreddarle.

Nel frattempo, aggiungere i funghi nella padella, grigliare fino a quando il liquido evapora. Togliere dal fuoco e lasciar raffreddare.

Posizionare la valeriana, la ricotta e pomodorini in una grande ciotola. Aggiungere le zucchine grigliate e funghi, e condire con il sale e pepe. Mescolare e servire.

Informazioni nutrizionali per porzione: Kcal: 220, Proteine: 27g, carboidrati: 14g, Grassi: 24g

56. Insalata Calda di Broccoli

Ingredienti:

340g di broccoli

½ bicchiere di cavoletti di Bruxelles, dimezzati

½ tazza di cavolfiore, tritato

Una manciata di cavolo tritato

3 cucchiai di olio di sesamo

1 cucchiaino di zenzero grattugiato

½ cucchiaino di sale

¼ di tazza yogurt di latte di capra

Preparazione:

Fate scaldare l'olio in una padella larga. Aggiungere i cavoletti di Bruxelles e cavolfiore tritato. Cuocere per 10-15 minuti, mescolando continuamente.

Mescolare i broccoli con del zenzero grattugiato, sale e cavolo. Aggiungere circa ¼ di tazza di acqua e continuare la cottura per altri 10 minuti. Quando l'acqua è evaporata, aggiungete lo yogurt e togliere dal fuoco.

Servire caldo.

Informazioni nutrizionali per porzione: Kcal: 214, Proteine: 9g, Carboidrati: 13g, Grassi: 15g

57.   Kebab di Verdure

Ingredienti:

450g di cime di cavolfiore

2 grosse cipolle, tagliuzzate finemente

5 cucchiai di olio extravergine d'oliva

½ cucchiaino di pepe rosso, sminuzzato

½ cucchiaino di origano secco

¼ di cucchiaino di sale

¼ cucchiaino di pepe nero macinato

1 cucchiaio di salsa di pomodoro

2 tazze di acqua, tiepida

1 grosso pomodoro, tagliato a spicchi

½ peperone verde, tritato

1 tazza di yogurt bianco, o panna acida

Preparazione:

Per prima, mettere le cipolle in un frullatore e frullate fino a che diventano come una salsa liscia. Trasferire il liquido dal miscelatore in una grande ciotola e rimuovere la polpa rimanente.

Tagliare le cime di cavolfiore e tagliare in bocconcini.

Unire le spezie con due cucchiai di olio d'oliva e le cipolle. Mescolare bene. A questo punto aggiungere il cavolfiore e mescolate tutto insieme. Coprire il coperchio e mettere da parte.

Ora, scaldare dell'olio rimasto sul fuoco medio. Aggiungere la salsa di pomodoro e mescolare bene. Se siete entusiasti di cibo piccante, è possibile aggiungere un pizzico di peperoncino tritato. Questo, tuttavia, è opzionale. A questo punto aggiungere l'acqua, un pizzico di sale e cuocere a fuoco lento per un paio di minuti. Togliere dal fuoco e mettere da parte.

Nel frattempo, scaldare 2 cucchiai di olio vegetale e aggiungere il cavolfiore. Saltare in padella per circa dieci minuti. A questo punto aggiungere la salsa di pomodoro e le cipolle. Mescolare bene e cuocere per altri cinque minuti. Mettere da parte.

Mettere i pezzi di cavolfiore su un piatto da portata, coprire con gel pomodoro e pepe e servire con un po' di yogurt o panna acida.

Godetevi il pasto!

Informazioni nutrizionali per porzione: Kcal: 190, Proteine: 12g, carboidrati: 21g, Grassi: 22g

58. Zuppa di Pomodoro e Cumino

Ingredienti:

1 chilo di pomodori freschi, pelati e tritati finemente

3 grandi cetrioli, tritati finemente

3 cipollotti, tritati finemente

1 cipolla rossa di medie dimensioni tritata finemente

1 cucchiaio di concentrato di pomodoro, senza zucchero

½ cucchiaino di sale

1 cucchiaio di cumino macinato

¼ cucchiaino di pepe

prezzemolo fresco, per guarnire

Preparazione:

Scaldare la padella antiaderente ad una temperatura medio-alta. Aggiungere le cipolle e soffriggere per 3-4 minuti. A questo punto aggiungere il pomodoro, il concentrato di pomodoro, dei cetrioli, il cumino, sale e pepe. Fate cuocere per altri cinque minuti, o fino a quando non il sugo non diventi leggermente caramellato.

Aggiungere tre tazze di acqua tiepida, ridurre il fuoco al minimo e far cuocere per circa 15 minuti. A questo punto aggiungere circa 1 tazza di acqua e portare ad ebollizione. Togliere dal fuoco e servire con del prezzemolo fresco.

Servire freddo.

Informazioni nutrizionali per porzione: Kcal: 160, Proteine: 6g, Carboidrati: 27g, Grassi: 0,9 g

59. Tortino Dolce di Mandorle

Ingredienti:

450g di cavolfiore, le cime tagliate

200g di mandorle tostate

1 tazza di latte di mandorla

1 uovo

1 cucchiaino di sale marino

1 cucchiaio di burro di mandorle

1 tazza di farina di mandorle

½ tazza di prezzemolo, tritato finemente

½ tazza di yogurt bianco

olio d'oliva

Preparazione:

Mettere le cime di cavolfiore in una pentola profonda. Aggiungere acqua sufficiente a coprire e portate ad ebollizione. Cuocere fino a quando non si possono tagliare con la forchetta. Togliere dal fuoco e versare in una ciotola. Aggiungere un cucchiaino di sale, latte di mandorla, e burro di mandorle. Schiacciare con una forchetta fino ad ottenere una purea. Mettere da parte.

Tritare finemente le mandorle e incorporarle con la purea di cavolfiore. Aggiungere la farina di mandorle, le uova, e prezzemolo. Mescolare per incorporare bene tutto. Usando le mani, formare dei tortini di spessore da 2,5 cm.

Scaldare l'olio a fuoco medio-alto. Friggere ogni tortino per circa 2-3 minuti per lato.

Informazioni nutrizionali per porzione: Kcal: 322, Proteine: 17g, carboidrati: 18g, Grassi: 28g

60. Verdure di Primavera

Ingredienti:

100g di radicchio fresco, tagliuzzato

100g di asparagi selvatici, tritati finemente

100g bietole, tagliuzzate

Una manciata di menta fresca, tritata

Una manciata di rucola, tagliuzzata

3 spicchi d'aglio schiacciati

¼ cucchiaino di pepe nero macinato al momento

1 cucchiaino di sale

¼ di tazza di succo di limone fresco

Olio d'oliva

Preparazione:

Riempire una pentola con dell'acqua salata abbondante e aggiungere le verdure. Portare ad ebollizione e cuocere per 2-3 minuti. Togliere dal fuoco e scollare.

In una padella di medie dimensioni, scaldare 3 cucchiai di olio d'oliva. Aggiungere l'aglio schiacciato e soffriggere per circa 2-3 minuti. A questo punto aggiungere le verdure, il sale e pepe e circa la metà del succo di limone. Mescolare friggendo le verdure per altri cinque minuti.

Togliere dal fuoco. Condire con più succo di limone e servire.

Informazioni nutrizionali per porzione: Kcal: 55, Proteine: 4g, carboidrati: 7g, Grassi: 8g

61. Manicotti con la Crema di Cocco

Ingredienti:

5 crespelle

¼ di tazza di olio di cocco

85g di farina di cocco

1l di latte di cocco

250 g di ricotta

100g di parmigiano grattugiato

140g di spinaci freschi, strapazzati

Condimento a piacere.

Preparazione:

Preriscaldare il forno a 190 gradi.

Portare l'olio di cocco, la farina ed il latte lentamente ad ebollizione, mescolando continuamente finché si addensa. Mettere la metà della salsa in una ciotola e mescolare con la ricotta, il parmigiano, gli spinaci ed il condimento a piacere.

Posare una crespella sulla superficie di lavoro. Mettere circa 1/5 della miscela e posizionarla sulla crespella.

Arrotolare la crespella e posizionarla nella teglia da forno. Ripetere il processo fino a quando non sono stati utilizzati tutti gli ingredienti.

Cuocere per 10 minuti, togliere dal forno e servire.

Informazioni nutrizionali per porzione: Kcal: 500, Proteine: 31g, carboidrati: 11.5g, Grassi: 50g

62.   Zucchine alla Griglia con dell'Aglio

Ingredienti:

1 zucchina grande

3 uova

1 cucchiaino di rosmarino secco

2 spicchi d'aglio schiacciato

¼ di cucchiaino di sale marino

1 cucchiaio di olio d'oliva

Preparazione:

Sbucciare e tagliare le zucchine a fette spesse 2cm. Cospargere con del sale e mettere da parte per 15 minuti. Sciacquare bene e asciugare con la carta da cucina.

In una grande ciotola, sbattere insieme le uova con dell'aglio schiacciato ed il rosmarino.

Scaldare l'olio in padella ad una temperatura media.

Immergere le fette di zucchine nella pastella di uova. Fare qualche buco con un coltello per consentire la miscela di permeare le zucchine. Friggere finché non diventino di un colore marrone dorato, su ciascun lato. Questo dovrebbe richiedere circa 10 minuti. Servite le vostre zucchine calde.

Informazioni nutrizionali per porzione: Kcal: 198, Proteine: 13g, carboidrati: 7g, Grassi: 25g

63. Zuppa di Pomodoro con Basilico Fresco

Ingredienti:

60g di pomodoro, pelati e tritati grossolanamente

Pepe nero macinato a piacere

1 cucchiaio di sedano tritato finemente

1 cipolla, tagliata a dadini

1 cucchiaio di basilico fresco, tritato finemente

acqua

Preparazione:

Scaldare la padella antiaderente ad una temperatura medio-alta. Aggiungere le cipolle, il sedano e basilico fresco. Cospargere di pepe e soffriggere per circa 10 minuti, fino a quando sia leggermente caramellato.

Aggiungere il pomodoro e circa ¼ tazza d'acqua. Ridurre il fuoco al minimo e far cuocere per circa 15 minuti, fino a quando sia tutto ammorbidito. A questo punto aggiungere circa 1 tazza di acqua e portare ad ebollizione. Togliere dal fuoco e servire con del prezzemolo fresco.

Informazioni nutrizionali per porzione: Kcal: 25, Proteine: 0.7g, carboidrati: 4.9g, Grassi: 0,9 g

64. Baretta Proteica al Burro di Cacao

Ingredienti:

1 tazza di mandorle tostate, tritate finemente

½ tazza di burro di cacao

½ tazza di zucchero

2 cucchiai di semi di chia

¼ di tazza di cacao in polvere

3 albumi

¼ di tazza di latte di cocco

Preparazione:

Unire gli ingredienti in una ciotola e mescolare bene per amalgamare. Formare le palline con le mani e mettere in frigo per circa 30 minuti.

Informazioni nutrizionali per porzione: Kcal: 260, Proteine: 11g, carboidrati: 9g, Grassi: 28g

65.   Insalata 'Dello Chef'

Ingredienti:

3 uova di grandi dimensioni

½ cetriolo, a fette

1 pomodoro piccolo, tritato grossolanamente

1 tazza di lattuga fresca, strapazzata

1 piccolo peperone verde, a fette

½ cucchiaino di sale

1 cucchiaio di succo di limetta

3 cucchiai di olio d'oliva

Preparazione:

Far bollire le uova per 10 minuti. Togliere dal fuoco, raffreddare. Delicatamente sbucciare e affettare ogni uovo. Trasferire in una grande ciotola.

Ora, unire le verdure in un barattolo di vetro. Aggiungere la carne e mescolare bene. Aggiustare di sale e un aggiungere il succo di lime, ma poco. Coprire con il coperchio e siete è pronti ad andare.

Informazioni nutrizionali per porzione: Kcal: 55, Proteine: 7g, carboidrati: 2.8g, Grassi: 11.3g

66.   Smoothie di Zenzero e Chia

Ingredienti:

1 tazza di latte

1 cucchiaio di olio di cocco

1 cucchiaio di semi di chia

1 cucchiaino di zenzero macinato

2 cucchiaini di zucchero

1 cucchiaino di estratto di pesca

Preparazione:

Unire gli ingredienti in un frullatore mischiare tutto per bene. È possibile aggiungere alcuni cubetti di ghiaccio, ma questo è opzionale. Servire freddo.

Informazioni nutrizionali per porzione: Kcal: 417, Proteine: 6g, Carboidrati: 10g, Grassi: 41g

67.   Super Sana Insalata di Barbabietola

Ingredienti:

225g di porro, tagliato in piccole parti

Una manciata di barbabietole

1 grosso pomodoro, tagliuzzato

2 spicchi d'aglio, tritati finemente

3 cucchiai di olio vegetale

Qualche foglia di menta

½ cucchiaino di sale

½ cucchiaino di pepe rosso

½ cucchiaino di peperoncino di Caienna

Preparazione:

Scaldare un poco di olio vegetale in una padella larga. Soffriggere l'aglio per 2-3 minuti, o fino a che non diventi leggermente carbonizzato. A questo punto aggiungere il porro, il sale, pepe e peperoncino di Caienna. Cuocere per dieci minuti, a fuoco medio, mescolando continuamente. Togliere dal fuoco e versare in un ciotola.

Aggiungere una manciata di barbabietole, pomodoro tritato e la menta fresca. Mescolare bene per amalgamare e servire.

Informazioni nutrizionali per porzione: Kcal: 133, Proteine: 2.1g, Carboidrati: 15g, Grassi: 15.5g

68.   Detox Smoothie di Cocco

Ingredienti:

1 tazza di acqua di cocco

¼ di tazza di spinaci, tritati finemente

¼ di tazza di tè verde

¼ di tazza di cetriolo, di piccole dimensioni, pelato e tritato

¼ avocado di medie dimensioni, tritato

1 cucchiaino di estratto di vaniglia biologico

2 cucchiaini di zucchero

Preparazione:

Unire gli ingredienti in un frullatore per circa 40 secondi e servire fresco e refrigerato.

Informazioni nutrizionali per porzione: Kcal: 110, Proteine: 4.2g, Carboidrati: 8,5 g, Grassi: 3.4g

69. Yogurt di Cocco con i Semi di Chia e Mandorle

Ingredienti:

1 tazza di yogurt al cocco

3 cucchiai di semi di chia

1 cucchiaino di mandorle tostate, tritate finemente

2 cucchiaini di miele

Preparazione:

Per questa ricetta facile, unite i 3 cucchiai di semi di chia con 1 tazza di yogurt di soia, 1 cucchiaino di mandorle tritate e 1 cucchiaio di miele. Utilizzare una forchetta o un mixer per ottenere un composto omogeneo. Lasciare raffreddare in frigorifero.

È possibile combinare ¾ tazza di yogurt di soia con ¼ di tazza di yogurt di riso per un sapore in più.

Informazioni nutrizionali per porzione: Kcal: 312, Proteine: 14g, carboidrati: 44g, Grassi: 41g

70.   Broccoli al Pepe sulla Griglia

Ingredienti:

115g di broccoli freschi

Pepe nero macinato fresco a piacere

prezzemolo fresco tritato

3 cucchiai di olio d'oliva

Preparazione:

Fate scaldare l'olio in una padella larga. Mettere i broccoli e grigliate per 15 minuti, o finché siano leggermente abbrustoliti.

Trasferire in un piatto e cospargere con un po' di pepe e prezzemolo. Servire caldo.

Suggerimento sul come servire:

Combinare il prezzemolo tritato con uno spicchio d'aglio.

Informazioni nutrizionali per porzione: Kcal: 289, Proteine: 3g, carboidrati: 7g, Grassi: 31g

ALTRI LIBRI DI QUESTO AUTORE

70 Ricette Efficaci nel Prevenire e Risolvere Il Sovrappeso: Bruciare il Grasso Velocemente Utilizzando la Dieta Corretta e La Nutrizione Intelligente

Di

Joe Correa CSN

48 Soluzioni Per L'Acne a Tavola: Il percorso veloce e naturale per ridurre i vostri problemi di acne in meno di 10 giorni!

Di

Joe Correa CSN

41 Ricette per Prevenire L'Alzheimer: Ridurre o Eliminare l'Alzheimer in 30 Giorni o Meno!

Di

Joe Correa CSN

70 Ricette Efficaci per il Tumore al Seno: Prevenire e Combattere il Cancro al Seno con la Nutrizione Intelligente e gli Alimenti Super-Potenti

Di

Joe Correa CSN

www.ingramcontent.com/pod-product-compliance
Lightning Source LLC
Chambersburg PA
CBHW051024030426
42336CB00015B/2709